ÉTUDE

SUR UN

NOUVEAU TRAITEMENT

DE LA

DIARRHÉE DE COCHINCHINE

PAR

LE Dᴿ DOUNON

MÉDECIN DE 1ʳᵉ CLASSE DE LA MARINE

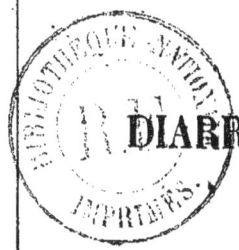

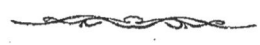

TOULON

TYPOGRAPHIE L. LAURENT, RUE NATIONALE, 49

—

1877

ÉTUDE

SUR UN

NOUVEAU TRAITEMENT

DE LA

DIARRHÉE DE COCHINCHINE

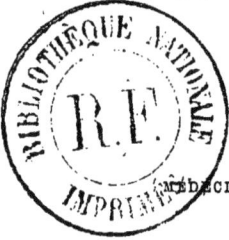

PAR

LE DR DOUNON

MÉDECIN DE 1re CLASSE DE LA MARINE

TOULON

TYPOGRAPHIE L. LAURENT, RUE NATIONALE, 49

—

1877

ÉTUDE

SUR LA

DIARRHÉE DE COCHINCHINE

Il résulte de mes études et de mes travaux pendant les traversées nombreuses que j'ai faites de Cochinchine en France que la diarrhée de Cochinchine, nommée aussi dans certains cas dyssenterie de Cochinchine, est une maladie essentiellement due au début, au développement dans le tube digestif de nombreux parasites de diverse nature. La présence de ces animaux occasionne dans l'intestin une inflammation qui commence avec le début de l'affection et qui peu à peu, par la persistance de la cause, amène une destruction presque totale de la muqueuse proprement dite avec transformation scléreuse de tous les éléments de tissu conjonctif que renferme l'intestin.

La diarrhée de Cochinchine étant une affection de nature parasitaire, causée par les ravages qu'exercent dans l'intestin les anguillules et quelques autres parasites, tels que les ankylostomes, les linguatules tænioïdes, les oxyures vermiculaires et d'autres ; l'inflammation n'étant dans cette affection qu'un phénomène secondaire dû à la présence de tous ces animaux parasites, il est évident que l'indication antiphlogistique passe tout à fait en dernier lieu et qu'en tête, au premier rang, on doit satisfaire à l'indication parasiticide. Autrefois on employait beaucoup les antiphlogistiques, émollients divers; depuis long-temps on y a renoncé pour employer des médications plus rationnelles dont on se rendait mal compte, mais qui avaient une certaine efficacité. Tels étaient les purgatifs, les vomitifs, tels que l'ipéca, le sulfate de soude. Ces agents avaient pour effet d'éliminer et de détruire un grand nombre de parasites, d'expulser les œufs produits et de laisser après leur emploi une grande amélioration ; mais aussitôt que les parasites ou les œufs qui restaient venaient à se reproduire la rechute arrivait et tous les symptômes se reproduisaient ; on avait un peu retardé l'évolution de la maladie, mais on ne la guérissait jamais. Le traitement institué par mon collègue Trucy, consistant à donner du laudanum à haute dose, était rationnel, mais seulement empirique. Il avait retiré dans quelques cas un excellent effet du laudanum, il avait multiplié ses applications, mais peut-être ne se rendait-il pas bien compte de la façon dont il améliorait l'état de ses malades. Il intoxiquait d'une façon énergique et prolongée les parasites qui sans doute pendant ce temps-là cessaient de léser l'intestin. Enfin vint le traitement par le lait. Comment agissait le lait, je ne le sais pas trop bien : il donnait au malade une alimentation légère, facile à digérer et c'est, je crois, seulement de cette façon qu'il le soulageait. Peut-être ce liquide d'un contact doux facilitait-il la réparation des tissus qui avaient été détruits par l'inflammation entérique.

Depuis quelque temps seulement on connaît la nature parasitaire de l'entérite chronique de Cochinchine et on a fait plusieurs essais plus ou moins infructeux de la médication an-thelmintique, du calomel et de la santonine. C'est cette lacune que je crois avoir comblée. J'ai trouvé un antiparasitaire par

excellence qui détruit les parasites, les tue, les expulse complétement et guérit le malade avec une rapidité surprenante.

Avant de développer ce mode de traitement, je dois rendre
hommage au commandant Dewâtre, de l'*Aveyron*, qui a eu
l'extrème obligeance de m'indiquer ce remède, fort usité par
les Anglais dans l'Inde pour le choléra, et qui lui avait été
conseillé par un médecin anglais de ses amis. Non-seulement
il m'a indiqué ce remède, mais il a eu la générosité de m'en
donner une quantité suffisante pour faire des essais sérieux. Je
lui en témoigne toute ma reconnaissance, non-seulement pour
mòi, mais pour les malades à qui il rendra la santé.

Ce remède est la chlorodyne. C'est un liquide vert, visqueux,
collant au doigt, d'une composition excessivement complexe
que je mets ici sous les yeux de mes lecteurs. Chloroforme
30 gr., éther sulfurique 20 gr., acide perchlorique 30 gr.,
teinture de cannabis indica 20 gr., mélasse 200 gr., teinture de
capsicum 30 gr., morphine 10 gr., acide prussique médicinal
à 2% 10 gr., huile essentielle de menthe poivrée 30 gr. On fait
dissoudre la morphine dans l'acide perchlorique. On ajoute
l'éther, le chloroforme, l'essence, les teintures et enfin la
mélasse. On agite bien avant de s'en servir, le liquide se séparant
toujours. Littré et Robin le traitent bien légèrement en le qua-
lifiant de remède contre la douleur.... de quelques empiriques
anglais.

Ce remède est pour les Anglais une panacée universelle, employée pour tous les maux. Ils l'utilisent surtout contre le choléra, pour favoriser la réaction, quand elle ne se fait pas bien, et
ils en donnent 10 gouttes de deux en deux heures jusqu'à ce
qu'elle se soit produite. Ces médecins la conseillent aussi contre la
diarrhée de Cochinchine parce qu'ils croient que cette affection
est de nature cholérique. Ils la comparent à certaines diarrhées
cholériques qui règnent dans l'Inde et qui donnent parfois tous

les symptômes du choléra. Ils recommandent d'attendre pour la donner que l'individu soit froid déjà pour produire la réaction.

Il est évident d'après ces expressions qu'ils ne l'employaient jamais que contre le choléra ou contre des diarrhées cholériformes. Je ne crois pas qu'aucun médecin anglais l'ait jamais essayé contre la diarrhée de Cochinchine, au moins avec discernement de l'effet produit, puisqu'ils ne connaissent pas la nature de l'affection cochinchinoise. Je crois donc être le premier à avoir employé ce remède, et je ne dois partager l'honneur de son application qu'avec le commandant Dewâtre qui m'a donné cette indication précieuse.

Ayant une défiance assez marquée pour les remèdes d'origine étrangère, j'ai d'abord cherché et trouvé dans Nysten la composition de ce remède, et d'après elle, voyant que je n'avais rien à craindre à l'employer, supposant que dans cette affection parasitaire elle pourrait donner de bons résultats, j'ai fait des essais sérieux qui m'ont donné d'excellents résultats.

Avant tout, je veux préciser les limites de son emploi. Il ne saurait réussir à toutes les périodes. Or la diarrhée chronique en a trois : une première où tous les désordres sont causés par les parasites, l'inflammation leur est due exclusivement. Dans la deuxième période, il y a encore des parasites provenant de certaines parties non attaquées encore, mais il y a déjà des lésions sclérotiques incurables au niveau des parties plus anciennement attaquées. Dans le troisième degré, il n'y a plus de parasites mais seulement des infusoires, des algues de diverses variétés ; tout le tube digestif est détruit, déchiqueté par la sclérose.

Il est évident que dans cette dernière période la chlorodyne n'a rien à faire absolument. L'ennemi est parti, il ne reste que les ravages qu'il a occasionnés, contre lesquels elle ne peut rien.

Son effet, dans ces cas, est nul, ou plutôt elle produit une certaine stimulation factice ; le malade semble se relever un peu, mais cette amélioration ne dure pas longtemps, bientôt il succombe. Peut-être même cette stimulation a été dans ce cas nuisible en épuisant plus vite ce qui lui restait de vitalité. Ne connaissant pas encore cette action stimulante, je l'ai essayée sur trois malades, à la dose anglaise qui était trop forte, et j'ai eu la douleur de les voir succomber tous les trois. Tous les trois se plaignaient de ce que le médicament leur causait dans la gorge une sensation d'âcreté et de brûlure très-manifeste. Il est juste d'ajouter que, sans la chlorodyne, leur mort fût survenue peut-être aussi tôt et même plus tôt ; car les premiers essais ont été faits sur des malades qui en étaient à la dernière extrémité.

Cet essai infructueux m'a désespéré un peu. Mais en réfléchissant bien et grâce aux travaux microscopiques que j'avais déjà faits, je me suis convaincu que j'avais fait fausse route, que ce remède, essentiellement anthelmintique, ne devait pas agir sur les malades qui ne présentaient plus de parasites, mais bien sur ceux où ils existaient et produisaient de nouveaux désordres. En outre, j'ai compris que je ne devais pas chercher à utiliser l'action stimulante de ce médicament, mais seulement son action parasiticide. Je renouvelai cette tentative sur les malades au premier et au deuxième degré, chez lesquels j'avais constaté, avant le traitement, des parasites dans les selles et je modifiai mon traitement de la manière suivante. Je commençais par donner matin et soir 5 gouttes de chlorodyne dans une potion avec 30 grammes d'eau. A cette dose et ainsi étendu, le médicament a un goût fort agréable, les malades le prennent avec grand plaisir, et n'accusent plus du tout la sensation désagréable dont se plaignent ceux qui ont pris de trop fortes doses. Je suspendais tout traitement étranger ; je donnais comme nourriture au malade du lait, à la dose d'un litre et demi par jour ; je continuais ensuite la chlorodyne pendant sept jours, en décroissant de deux en deux jours ; le troisième jour, je donnais 4 gouttes matin et soir ; le cinquième, 3 gouttes matin et soir, et le septième, je cessais. Tant que la diarrhée persistait, je continuais le régime lacté, dès que les selles devenaient moulées, j'adoucissais le régime, en donnant un peu de confiture, de jus de viande, puis progressivement des œufs, des viandes demi-cuites à sucer, puis des viandes rouges rôties. Le régime ordinaire pouvait être repris après vingt jours au moins de guérison bien confirmée.

Le régime me paraît surtout avoir une importance extrême. Les aliments solides empêcheraient la chlorodyne d'agir en l'absorbant tout entière ; au contraire, le lait qui peut se mélanger à elle ne fait que la diffuser en quelque sorte, et la porter sur toutes les parties de l'intestin. Le régime est encore excessivement important après la guérison. Cet intestin, si dépouillé, si abîmé par la maladie, est d'une sensibilité extrême ; le moindre aliment un peu indigeste ramène encore la transsudation séreuse, sans ramener les parasites qui sont tous morts et éliminés en même temps que leurs œufs. Je puis affirmer ce fait parce que, dans un cas de récidive à la suite d'une erreur de régime, j'ai constaté parfaitement l'absence totale des parasites alors qu'ils existaient avant le commencement du traitement. Aussi cette nécessité du régime lacté, pendant la médication, puis très-modéré et lentement relevé après, est-elle un des écueils de cette médication. Tous les médecins savent qu'on peut faire avaler à un malade n'importe quelle drogue, quelque insupportable qu'elle soit, mais non l'empêcher de manger. Mais il faut avouer que cet inconvénient peut néanmoins être vaincu dans un bon nombre de cas, avec des malades raisonnables tels que des officiers et des sous-officiers et même chez les soldats avec une bonne surveillance.

La récidive vraie, c'est-à-dire avec parasites, ne se présente jamais, mais la récidive de diarrhée simple non spécifique se rencontre parfois chez certains malades imprudents, et alors on obtient un succès définitif avec les remèdes ordinaires, bismuth et autres absorbants. Cette récidive de diarrhée simple non spécifique sans parasites n'a rien d'étonnant, si le malade a fait un écart de régime. Cet intestin dilacéré dans ses couches superficielles a besoin d'un long repos, pour réparer ses couches épithéliales. Une alimentation trop solide doit, comme cela est, ramener aussitôt l'inflammation et la sécrétion abondante de mucosités qui en est la suite.

A la fin du traitement, c'est-à-dire vers le huitième jour, je mets en général mes malades à l'extrait de quinquina à la dose de 3 à 4 grammes. Il me paraît avoir l'avantage non-seulement de relever les forces, mais son action astringente me semble aider à la réparation de l'intestin endommagé.

Par ce mode de traitement suivi absolument comme je l'indique, surtout dans la première période, j'ai obtenu des résultats extraordinaires que prouveront les observations suivantes. Ne l'employez jamais à la troisième période, vous échoueriez invariablement. Dans la deuxième, on peut l'employer ; elle arrête les ravages, la destruction que sont encore en train de produire les parasites. Seulement le succès ne sera pas tout à fait complet. Le parasite détruit, il restera toujours une grande partie du tube digestif inerte, celle qui est sclérosée. Celle dont l'épithélium est seulement enlevé se cicatrisera, et l'individu pourra suppléer aux parties détruites par celles qui sont intactes encore, ou par celles qui ayant été desquamées se seront cicatrisées. Ici en plus, il faudra bien plus d'attention pour le régime ; l'intestin étant beaucoup plus abîmé que dans la première forme, les précautions pour le régime devront être beaucoup plus prolongées.

Quant à la première période, elle est guérie pour ainsi dire instantanément. Quelle qu'ait été sa durée, elle guérit de suite et sans récidive, ainsi que les observations le prouveront.

On m'objectera sans doute que la difficulté est de reconnaître ces trois périodes. Cependant la chose n'est pas difficile. Il ne s'agit que de savoir reconnaître si les parasites existent ou non dans les selles. Dès qu'on a reconnu leur existence on est sûr que le malade est à la première ou à la deuxième période et qu'alors le traitement sera utile. L'emploi du microscope dans ce cas est des plus simples ; ceux qui ne possèdent pas de microscope même très-simple pourront faire le diagnostic de la période avec les signes cliniques qui suffisent très-bien.

La durée de la maladie, son mode de début, la gravité plus ou moins grande de l'état général, la continuité ou l'alternance de la diarrhée, serviront au praticien pour diagnostiquer immédiatement si le malade doit retirer ou non du bénéfice de la chlorodyne.

Ce médicament sera peu utile aux malades qui retournent sur les transports. Une moitié en est à la troisième période où la chlorodyne serait plus nuisible qu'utile ; l'autre moitié en est à la deuxième période où elle est utile, mais les cas primitifs sont rares chez les convalescents renvoyés de Cochinchine. Mais il il peut être d'une très-grande utilité aux officiers et aux équipages qui ont contracté la diarrhée, soit à bord, soit en Cochinchine, et aux personnes qui habitent cette contrée. Sans doute, la cause persistant toujours, ils seront exposés à contracter plusieurs fois la maladie, mais ils pourront chaque fois l'arrêter et l'enrayer dès son début avec une grande facilité. Une ou deux doses de chlorodyne suffiraient à la guérir, le jour même de son apparition, en ayant bien soin de continuer le ré-régime lacté le jour du traitement et quatre à cinq jours après. On ne saurait trop conseiller l'usage de ce remède aux personnes qui habitent notre colonie où la maladie est endémique, et je proposerais de placer à bord des navires de l'Etat et dans notre colonie de la Cochinchine une quantité suffisante de cette substance, pour continuer les essais que j'ai faits, essais qui donnent tant d'espérances de pouvoir atténuer le fléau qui décime nos colons.

On se demande naturellement, dans cette drogue si complexe, quelle est la partie réellement active et si toutes sont nécessaires ; mais à quoi bon essayer de la simplifier ? Comme elle est, elle donne déjà de tels résultats qu'il est superflu de chercher à la modifier.

Je vais décrire les observations des malades que j'ai traités à bord. J'ai appliqué ce traitement à des malades des trois périodes. J'ai déjà parlé du résultat fâcheux obtenu sur ceux de la troisième période, j'ai expliqué le mode d'action du remède et cela me dispense d'y revenir. Il me reste à parler des malades pris à la deuxième ou à la première période, ceux chez lesquels la chlorodyne a produit tous ses effets salutaires.

Je commencerai par ceux de la première période :

La première est celle de M. de T...., enseigne de vaisseau, à bord de l'*Aveyron*. C'est certainement la plus éloquente et la plus péremptoire.

M. de T.... a contracté la diarrhée en Cochinchine, il l'a depuis quatre ans, sans cesse ; les eaux de Plombières ne l'ont pas guéri. A son retour en Cochinchine sur le *Duchaffaut*, les selles sont devenues de plus en plus nombreuses. Elles sont au nombre de cinq à six au moins et de quatorze à quinze au plus. Elles sont d'une couleur grisâtre, liquides, et d'une odeur caractéristique. A son arrivée à bord de l'*Aveyron*, M. de T.... présente l'état suivant : selles comme précédemment, pas de sang, ni de graisse, très-nombreuses ; maigreur assez considérable ; figure hâlée, traits tirés, exprimant l'état de souffrance de l'économie ; coliques fréquentes au moindre refroidissement ; anorexie ; amaigrissement considérable.

Le 27 novembre ce malade est mis à la chlorodyne, 10 gouttes matin et soir, et au régime lacté pur ; le lendemain, 28 novembre, cinq selles seulement, la chlorodyne est continuée avec le même régime.

Le 29 novembre, quatre selles moins liquides, moins grises ; même régime avec addition d'un peu de jus de viande et de confiture de coings.

Le 30, deux selles presque solides ; diminué la chlorodyne.

Le 1er décembre, même dose, 7 gouttes matin et soir, même régime ; une selle moulée.

Le 2, le 3, le 4, pas de selles ; même prescription, même régime.

Le 5, la chlorodyne est suspendue ; une selle normale, parfaitement moulée.

Du 5 au 15, une selle moulée tous les jours à une heure fixe. Le régime a été un peu augmenté : œufs durs, deux par jours, puis quatre ; confitures ; extrait de quinquina en potion à 3 grammes.

Du 15 au 27, jour de notre arrivée, il y a toujours une selle moulée par jour à heure fixe ; extrait de quinquina, régime lacté, avec œufs, jus de viande, beefsteaks sucés sans les avaler. La figure de cet officier s'est, depuis le commencement du traitement, remplie et détirée ; elle est saine et exprime la santé. Les fonctions digestives et intestinales se font à merveille. Cet officier qui a eu la précaution de se peser le 27 novembre constate, le 25 décembre, une augmentation de poids de son corps de 5 kilog. ; le 27, de 6 kilog.

Je le quitte parfaitement satisfait et guéri complétement en lui recommandant de prendre encore un peu d'extrait de quinquina et de ménager beaucoup son régime.

C'est là un *cas type* qui se passe de tout commentaire. Tous les autres sont à peu près sur le même modèle, avec cette différence que deux d'entre eux, moins dociles au régime que M. de T......, ont présenté des récidives ; mais dans tous ces cas la récidive a été simple, et la guérison est opérée maintenant.

On ne peut objecter que l'action du médicament soit contestable ; le régime lacté essayé seul n'avait rien pu produire à plusieurs reprises.

Le nommé Macquin, infirmier-major du bord est atteint, sept jours après le départ, d'une sorte d'embarras gastrique avec anorexie, mauvais goût à la bouche ; gargouillements intestinaux ; selles fréquentes, nombreuses, fétides, grisâtres ; fatigue extrême ; amaigrissement rapide ; les traits sont enfoncés ; une teinte plombée s'est même étendue sur le tégument. Des parasites très-nombreux sont trouvés dans les selles. Des purgatifs variés : rhubarbe en décoction, sulfate de soude, séné sont administrés, et après suivis de bismuth et de laudanum, mais sans succès. Quoique j'eusse très-peu de chlorodyne à ma disposition, je le soumis à ce traitement. Dès le premier jour, 6 gouttes de chlorodyne, matin et soir, régime lacté pur ; le lendemain, deux selles. Le deuxième jour du traitement, 6 gouttes de chlorodyne, matin et soir ; le lendemain, une seule selle un peu molle. Le troisième jour, 5 gouttes, matin et soir, addition à son régime de jus de viande, un peu de confiture.

Le quatrième jour, au matin, une selle bien moulée ; la chlorodyne est mise à 3 gouttes, matin et soir, et continuée jusqu'au septième jour. Le régime est un peu augmenté : deux œufs durs, puis quatre ; viande à peine cuite à sucer. Jusqu'au septième jour il y a toujours eu une selle moulée par jour. Les jours suivants la diarrhée reste complétement guérie, le régime est maintenu très-modéré, cet homme reprend son service ;

il ne lui reste qu'un peu de faiblesse qui disparaît par l'extrait de quinquina. Aujourd'hui cet infirmier est parfaitement guéri ; les selles sont moulées et régulières ; les forces, la figure ont repris une apparence naturelle et saine. C'est un très-beau cas de guérison à la première période. Ce cas était assez grave et le malade avait changé de façon à être méconnaissable en quelques jours. Le traitement par la chlorodyne indépendamment du traitement consécutif par le quinquina et le régime n'a pas duré plus de sept jours. Au troisième jour les selles étaient moulées et magnifiques.

L'énumération des autres cas avec les mêmes détails deviendrait fastidieuse, aussi je l'épargne à mes lecteurs. Je citerai seulement les noms des personnes qui ont été guéries, et je signalerai les particularités que leur cas peut avoir présentées. Dans tous le traitement a été le même, le régime aussi. Dans tous le succès a été constant, l'administration de la chlorodyne a fait cesser immédiatement la diarrhée, les selles sont redevenues moulées, et la guérison a été définitive. Pour chacun de ces malades, j'avais constaté préalablement l'existence de nombreux parasites, et j'ai pu constater leur disparition après le traitement. Deux malades seuls ont été atteints de récidive simple. Un de ces cas est celui du commissaire du bord qui n'a pas continué mes prescriptions et a interrompu son régime lacté. Une deuxième administration de la chlorodyne l'a définitivement guéri. Le second cas est celui d'un matelot de l'office, le nommé S..., qui a sans doute, en allant à terre pour faire des provisions, commis quelque excès. Cette récidive simple a cédé en trois jours au traitement par le bismuth, le laudanum et le lait. Il est depuis plus de dix jours dans un état de santé parfait.

Parmi les autres malades ainsi guéris, je dois citer M. A..., médecin de deuxième classe du bord, qui a eu un cas assez grave ; sa figure s'était émaciée rapidement, les traits étaient tirés, la teinte de la face était d'un jaune gris. J'ai cru devoir lui administrer préalablement de la santonine, à cause du nombre considérable d'helmintes de toute espèce, d'ankylostomes et d'autres parasites qu'il présentait dans ses selles. Elle a paru produire d'abord un grand soulagement, mais la diarrhée continuant, les selles continuant à contenir beaucoup de parasites, je lui ai administré la chlorodyne et il a guéri en suivant le même traitement que j'ai appliqué à tous les autres malades.

Parmi les autres officiers traités, je dois compter M. C..., enseigne qui, lui aussi, a vu sa diarrhée guérie complétement en trois jours et qui suit encore le régime lacté avec des œufs pour assurer sa guérison. Le capitaine M..., qui s'est trouvé si bien après deux jours de traitement qu'il a jugé à propos de laisser toutes mes fioles intactes, et depuis n'est plus venu se plaindre de diarrhée. Il accusait seulement de la faiblesse.

En somme, je puis citer neuf malades étant positivement à la première période dont les selles contenaient des parasites, des débris épithéliaux, pas de débris des parties profondes de la muqueuse, et qui, en une moyenne de cinq jours, ont été complétement guéris. Il n'y a pas eu un seul insuccès. Parfois même la guérison est littéralement instantanée et, à l'appui de cette assertion, je puis citer ma propre observation, qui me paraît des plus probantes. Environ dix jours après le départ de Saïgon, j'ai été pris de malaises, d'anorexie, de coliques vives et d'une diarrhée assez forte. J'avais cinq à six selles par jour, liquides, jaunâtres, suivies d'une prostration très-marquée et presque de défaillance. Le premier jour, je n'y fis aucune attention, mais le lendemain, voyant continuer ces symptômes, l'idée me vint d'examiner mes selles au microscope, et mon désappointement fut grand d'y découvrir une foule de parasites et d'helmintes. Comme je ne voulais à aucun prix abandonner ma tâche, quelque pénible qu'elle fût, je me mis à la chlorodyne. J'en pris ce jour-là 5 gouttes, matin et soir, avec un litre de lait et un peu de confiture. Dans la journée, pas de selles ; dans la nuit, j'en eus une encore un peu liquide. Le lendemain, je continuai le même traitement, et je n'eus aucune selle ; le troisième jour, je suspendis la chlorodyne ; je pris seulement du lait, des œufs, de la viande grillée pendant quelques jours, les selles étaient moulées, sans parasites. Depuis je me porte très-bien sous ce rapport, et si je suis entré à l'hôpital pour me reposer quelques jours, ce n'est pas pour la diarrhée, mais pour une fatigue très-grande, résultant du service très-pénible pendant cette traversée. Cela prouve qu'un cas pris dès le début et traité par la chlorodyne peut être guéri en vingt-quatre ou quarante-huit heures au plus. Tous les malades sont bien portants aujourd'hui, comme on peut le vérifier, car ils sont tous présents au port. Tous ont des selles moulées dans lesquelles je n'ai plus retrouvé aucun parasite.

Pour les malades à la deuxième période, le succès est moins éclatant, il y a une grande amélioration, mais les sécrétions sont plus fréquentes ; l'intestin reste beaucoup plus sensible, ce qui se comprend parfaitement, quand on connaît les lésions dont il est déjà atteint ; la réparation de la muqueuse se fait beaucoup plus difficilement, de sorte que l'absorption, restant incomplète, empêche les forces de revenir.

Je citerai pour cette deuxième période deux observations très-concluantes.

Le nommé Gandon, Armand, soldat au 3e régiment d'infanterie de marine, renvoyé de Cochinchine à bord de l'*Aveyron*, est malade depuis cinq mois. A son entrée à l'hôpital de Saïgon, ce malade avait jusqu'à quinze et vingt selles par jour. Ces selles contenaient du sang et de la graisse en petite quantité. Cet état fut rapidement amélioré par le traitement qu'on lui fit subir à l'hôpital de Saïgon, qui consistait en lait, ipéca, lavements à la teinture d'iode et au ratanhia. Le malade avait encore trois à quatre selles par jour quand il vint à bord; elles contenaient encore un peu de sang. L'état général était assez grave; pâleur extrême, amaigrissement considérable.

Je lui prescrivis du sulfate de soude à la dose de 15 grammes par jour, le régime lacté mixte, c'est-à-dire atténué avec un peu de jus de viande et de confiture, de la tisane arsenicale. Le sang avait disparu dans les selles au bout de deux jours. Mais celles-ci restant encore assez fréquentes, et ayant constaté par leur examen qu'elles contenaient des parasites nombreux de gros calibre, en même temps que des débris épithéliaux nombreux et quelques fragments sclérosés de l'intestin, tels que glandes de lieberkunn, follicules clos, je le mis au traitement par la chlorodyne à la dose de 10 gouttes par jour, 5 matin et soir, avec régime lacté, et à la tisane arsenicale. Cette prescription fut continuée huit jours et produisit une amélioration réelle de son état. Dès le deuxième jour, les selles étaient réduites à trois, les quatre jours suivants à deux, et elles restèrent ainsi pendant à peu près dix jours. L'état général du malade s'était sensiblement amélioré. Sa figure avait repris des couleurs; elle était plus gaie et il reconnaissait lui-même qu'il allait beaucoup mieux. J'avais un peu augmenté son régime; outre le lait je lui donnais un peu de jus de viande, deux œufs durs par jour. La chlorodyne avait été suspendue et je lui donnais de l'extrait de quinquina en potion. Quelques jours après la cessation du traitement par la chlorodyne, il fut repris d'une nouvelle attaque de dyssenterie très-légère qui céda très-bien au sulfate de soude, suivi du bismuth en potion avec du laudanum.

Après cette rechute l'état satisfaisant qui l'avait précédé revint. Sa prescription a été, jusqu'à l'arrivée, le régime lacté, mais avec addition d'œufs, de viandes rôties, de confiture ; extrait de quinquina, 4 grammes ; traitement au bismuth, 6 grammes. Il avait toujours deux selles à demi liquides par jour, mais malgré cela l'état général s'améliorait de jour en jour. Il reprenait de l'embonpoint et des couleurs, et quand je l'ai quitté, il était dans un état fort satisfaisant. Les selles examinées un peu avant son départ ne présentaient plus de parasites, mais il y avait encore des débris de l'intestin.

Ce cas était un cas type de la deuxième période. Il était même plutôt à la fin qu'au début de cette période. La chlorodyne a amélioré certainement l'état du malade ; elle a tué les parasites et arrêté les destructions qu'elles produisent, mais il est resté, après leur mort, les lésions de l'intestin déjà fort avancées et difficiles à réparer qui entretiennent la transsudation séreuse et entravent la guérison en empêchant l'absorption et, par suite, la nutrition. Cependant comme il reste certainement encore dans son intestin des parties intactes, il pourra, s'il suit un traitement convenable, surtout au point de vue du régime, réparer les pertes de substance de son tube digestif. Sans le traitement par la chlorodyne, je crois qu'il serait certainement arrivé à la troisième période qui est fatale et ne peut jamais guérir.

Le nommé Adam, Armand, soldat au 2e régiment, malade depuis trois mois, atteint de diarrhée à la suite d'une attaque de choléra. Complication de fièvre intermittente ; pas de dyssenterie à aucune période.

A son arrivée à bord, il est dans l'état suivant : amaigrissement considérable ; la face est pâle, rentrée ; faiblesse générale ; cependant l'appétit persiste.

Le 20 novembre, jour de l'entrée, dix selles. Ces selles examinées au microscope présentent de nombreux parasites. On découvre des débris de l'intestin, mais peu abondants; nombreux résidus alimentaires. Régime lacté, potion au laudanum et au bismuth.

Le 21, même traitement; cinq selles liquides, grisâtres, couleur et odeur caractéristiques.

Le 22, 10 gouttes de chlorodyne, matin et soir; trois selles, mais elles sont encore liquides comme par le passé.

Le 23, chlorodyne, 10 gouttes matin et soir; trois selles un peu moins liquides.

Le 24, chlorodyne, même dose, même régime, lait, un peu de confiture; trois selles liquides, peu abondantes.

Le 25, chlorodyne, 9 gouttes matin et soir; une selle liquide encore.

Le 26, chlorodyne, 9 gouttes matin et soir; une selle moins liquide.

Le 27, chlorodyne, 8 gouttes matin et soir; une selle presque solide.

Le 28, chlorodyne, 8 gouttes matin et soir; une selle pâteuse.

Le 29,   id.   5 id.   id.   une selle moulée.

Le 30,   id.   5 id.   id.   pas de selle.

Le 1er décembre, suspendu la chlorodyne, régime lacté mixte; une selle solide.

Le 2, régime lacté mixte, extrait de quinquina, 4 grammes; une selle moulée.

Le 3, 4, 5, même régime, même traitement; une selle solide par jour. Le malade accuse un appétit très-vif. Il a repris un peu d'embonpoint, mais son teint est encore très-pâle. Les forces sont revenues. Le malade qui ne pouvait bouger de son lit sort et se promène. Sur sa demande instamment réitérée, il sort de l'hôpital ayant toujours des selles moulées.

Huit jours après, il retourne à l'hôpital, avec une rechute
légère. Il a trois selles liquides. Ces selles examinées avec beaucoup de soin ne montrent plus traces de .parasites, comme
quand il avait quitté l'hôpital, alors qu'il en avait beaucoup à
sa première entrée. En deux jours il revient à l'état excellent
où je l'avais laissé, sans que j'aie eu besoin de lui redonner la
chlorodyne, mais néanmoins par prudence, je l'ai gardé à l'hôpital et tenu à un régime léger pour parfaire sa guérison jusqu'à
notre arrivée à Toulon.

Cet exemple est un des plus remarquables que l'on puisse
citer à l'appui de la chlorodyne appliquée à la deuxième période.
Il prouve que ce médicament détruit les parasites, élimine la
cause qui entretient l'affection. Elle ne peut guérir immédiatement, mais elle favorise singulièrement la guérison en arrêtant
le travail de destruction. Après elle un régime convenable et un
traitement approprié permettront à l'intestin de réparer ses pertes et peut-être de se reconstituer au moins pour les parties qui
ne sont pas fortement atteintes.

Dans cette deuxième période, du reste, la chlorodyne ne doit
pas être employée seule. Elle détruit les parasites qui attaquent
le tube digestif, mais après que ceux-ci sont partis, il reste les
traces de leur passage, et c'est contre ces lésions, contre l'anémie
qu'entraînent forcément les pertes de liquides et l'absence d'absorption qu'il faut lutter après. Dans la première période, on
peut se passer de tout traitement ultérieur. L'économie est peu
atteinte, l'intestin peu lésé, il suffit de supprimer la cause pour
voir disparaître aussitôt les effets. Dans la deuxième période, il
n'en est pas de même ; il reste des lésions à réparer, l'économie à relever de son affaissement.

Pour arriver à ce but, il y a plusieurs moyens : le régime
très-modéré, lacté, s'il ne répugne pas trop aux malades, est le

plus utile. Il faut leur donner une alimentation exclusivement digestible par l'estomac ; le jus de viande, exprimé ou donné sous forme de viande à peine cuite que le malade suce et exprime dans sa bouche ; la confiture d'un fruit non acide mais astringent tel que le coing ; les œufs, les crêmes de riz ou au lait; enfin les viandes blanches telles que celles de poisson conviendront particulièrement.

L'extrait de quinquina agira particulièrement par son action tonique sur l'économie. La décoction pourrait être prescrite à ce moment où il y a une double indication à remplir, celle de soutenir l'économie, en lui donnant une alimentation légère, mais riche en principe nutritifs, et celle de panser en quelque sorte l'intestin lésé, de faire arriver jusqu'à lui des substances astringentes, un peu stimulantes qui puissent l'aider dans ses efforts de réparation.

Si la diarrhée persiste, quoique les anguillules soient détruites, et cela par suite des lésions auxquelles l'intestin est en proie, on ferait bien d'employer ces antidiarrhéiques qui autrefois n'avaient aucune chance de réussite et qui, maintenant que la cause est supprimée, réussiront beaucoup mieux. Tels sont : le bismuth, le cachou, le phosphate de chaux, le ratanhia, le tannin ; les sels de bismuth et de chaux réussiront surtout. Ils déposeront à la surface de l'intestin des couches protectrices qui obtureront les pores et protégeront la couche de muqueuse en voie de réparation. Les narcotiques, si les lésions occasionnent du spasme, des coliques, seront aussi fort utiles pour les calmer et éviter des contractions trop violentes qui gêneraient le travail de réparation.

Dans la troisième période, il n'y a malheureusement rien à retirer de l'usage de la chlorodyne ; il n'y a plus de parasites à détruire. Toute la muqueuse intestinale étant détruite, souvent depuis l'anus jusqu'au pharynx, il n'y a plus d'absorption. L'individu est littéralement autophage ; il consomme sa graisse, son sang, tout ce qu'il peut consommer. Quand ses provisions sont épuisées, il meurt. Pour retarder ce terme fatal on tâchera d'utiliser le peu de moyens d'absorption qui restent, on donnera l'alimentation la plus riche sous le plus petit volume possible ; le lait, le jus de viande à petite dose sont encore ce qu'il y a de meilleur. On soutiendra les forces avec les toniques amers, mais on n'aura jamais recours aux toniques stimulants, qui paraissent abréger la vie de ces infortunés malades.

J'ai terminé mon étude sur le traitement de l'entérite de Cochinchine. On pourra sans doute m'objecter que l'on possède aujourd'hui, dans le régime lacté, un moyen puissant de guérison, mais je ne crois pas que l'on puisse obtenir par ce moyen des succès aussi rapides et aussi remarquables que ceux que j'ai obtenus avec le nouveau mode de traitement que je viens de décrire.

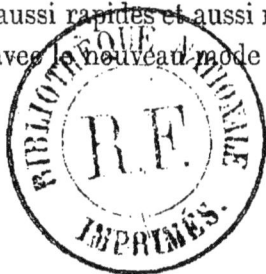

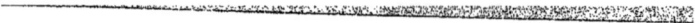